I0756747

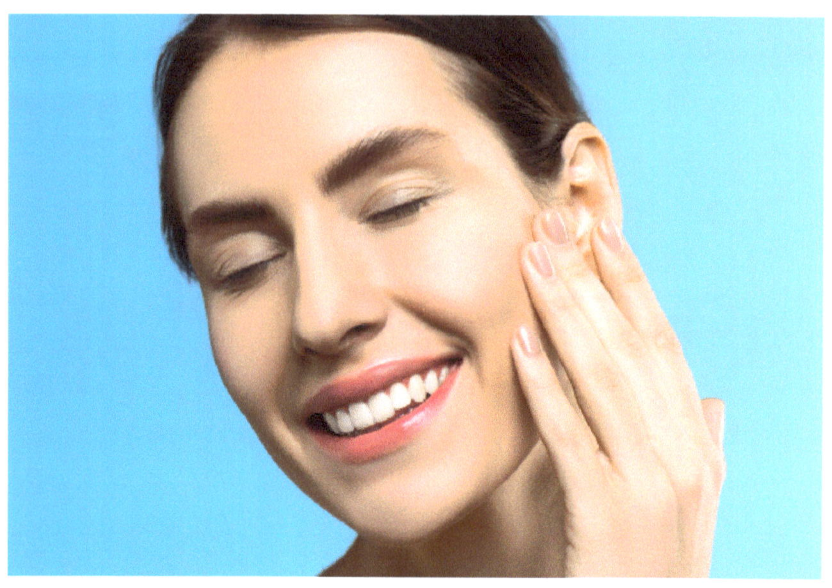

Ce livre a été rédigé à des fins d'information uniquement. Tous les efforts ont été faits pour le rendre aussi complet et précis que possible. Cependant, il peut y avoir des erreurs de typographie ou de contenu. En outre, ce livre ne fournit des informations que jusqu'à la date de publication. Par conséquent, il doit être utilisé comme un guide, et non comme la source ultime.

Le but de ce livre est d'éduquer. L'auteur et l'éditeur ne garantissent pas que les informations contenues dans ce livre sont complètes et ne peuvent être tenus responsables de toute erreur ou omission. L'auteur et l'éditeur n'ont aucune responsabilité envers toute personne ou entité en ce qui concerne toute perte ou tout dommage causé ou supposé être causé directement ou indirectement par ce livre.

DENTS BLANCHES
DE MANIÈRE NATURELLE

Guide pour des dents blanches à travers différentes méthodes utilisant plusieurs composants naturelles

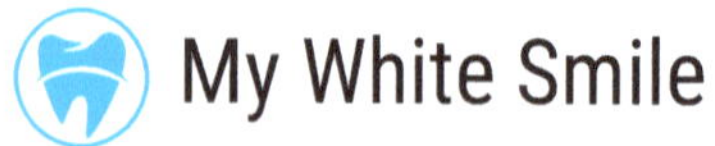

A. Importance de la santé dentaire

La santé dentaire est un aspect crucial de notre bien-être général. Malheureusement, beaucoup de gens sous-estiment son importance et ne prennent pas les mesures nécessaires pour préserver leur santé bucco-dentaire. Pourtant, les problèmes dentaires peuvent avoir des conséquences graves sur notre santé globale.

Tout d'abord, des études scientifiques ont montré que les maladies bucco-dentaires peuvent augmenter les risques de problèmes cardiaques et vasculaires. Par exemple, une étude publiée dans la revue "BMC Oral Health" a conclu que les infections dentaires peuvent entraîner des complications systémiques telles que des maladies cardiaques, des accidents vasculaires cérébraux et une insuffisance rénale.

En outre, la santé bucco-dentaire peut affecter notre qualité de vie de manière significative. Des problèmes dentaires peuvent entraîner de la douleur, de l'inconfort et des difficultés à mâcher et à parler. Les personnes atteintes de problèmes dentaires graves ont une qualité de vie significativement plus faible que les personnes ayant une bonne santé dentaire.

Enfin, la santé dentaire peut avoir un impact sur notre confiance en nous et notre estime de soi. Des dents jaunies, manquantes ou endommagées peuvent affecter notre image de soi et notre confiance en nous en société.

Une étude publiée dans la revue "Journal of Esthetic and Restorative Dentistry" a montré que les patients ayant des problèmes dentaires graves éprouvaient de la gêne en société et avaient une estime de soi plus faible que les personnes ayant une bonne santé dentaire.

Pour finir, prendre soin de notre dentition est essentielle pour notre santé globale, notre qualité de vie, notre estime de soi et notre confiance en nous. Il est donc important de prendre les mesures nécessaires pour préserver notre santé bucco-dentaire, telles que le brossage régulier, la visite chez le dentiste et l'adoption d'une alimentation équilibrée.

B. Pourquoi opter pour des astuces naturelles pour blanchir les dents

Avoir une bonne hygiène buccale est important pour plusieurs raisons, notamment pour améliorer notre apparence et notre confiance en nous. Certaines personnes optent pour des astuces naturelles pour blanchir leurs dents en raison de tâches liées à l'âge, à des problèmes de santé bucco-dentaire, au tabagisme, entre autres. Avoir un sourire éclatant et blanchi est largement considéré comme un standard de beauté et peut être un moyen efficace d'améliorer notre apparence et notre confiance en nous.

Des dents jaunâtres et grisâtres peuvent être un frein pour séduire les autres et peuvent également causer de l'inconfort et de l'incertitude dans les interactions sociales.

Avoir des dents plus blanches peut améliorer notre confort et notre confiance lorsque nous sourions sans crainte d'être le sujet de conversation.

Outre le fait d'être plus présentable aux yeux des autres et d'avoir un beau sourire, avoir des dents blanches peut également améliorer notre confiance en nous. Le blanchiment des dents est donc non seulement un moyen de séduire les autres, mais aussi un moyen de prendre soin de soi-même et d'être plus confiant dans les activités que nous pratiquons. En optant pour des astuces naturelles pour blanchir nos dents, nous pouvons bénéficier de tous les avantages du blanchiment dentaire sans les effets secondaires potentiels des produits chimiques et des traitements coûteux.

C. Objectifs du guide

Le but principal de ce livre est de présenter des astuces naturelles pour blanchir les dents de manière saine et efficace. Nous avons déjà vu l'importance de la santé dentaire et l'impact positif qu'un sourire éclatant peut avoir sur la confiance en soi. Ce livre se concentre sur les solutions alternatives pour blanchir les dents sans recourir à des produits chimiques nocifs ou à des traitements coûteux chez le dentiste. Nous allons explorer les différentes méthodes naturelles, leur efficacité et leur utilisation. Nous fournirons également des conseils pratiques sur la manière de maintenir les dents blanches pour un sourire éclatant à long terme.

En outre, ce livre vise à sensibiliser les lecteurs sur les dangers potentiels de certaines méthodes de blanchiment dentaire. Il existe de nombreux produits sur le marché qui peuvent endommager l'émail des dents ou même causer des douleurs et des irritations. C'est pourquoi il est important d'être informé et de savoir comment opter pour des méthodes naturelles pour blanchir les dents en toute sécurité.

Enfin, ce livre a également pour objectif de briser le stéréotype selon lequel seuls les produits coûteux et les traitements chez le dentiste peuvent donner des résultats significatifs en matière de blanchiment des dents. Nous allons démontrer que des moyens simples et abordables tels que l'utilisation de certaines épices, fruits et légumes peuvent donner des résultats similaires, sans nuire à la santé des dents.

Comprendre les causes du jaunissement des dents

A. Aliments et boissons à éviter

Comprendre les causes du jaunissement des dents est important pour pouvoir les prévenir. Il existe plusieurs facteurs qui peuvent affecter la couleur de nos dents, mais parmi les plus importants, nous avons les aliments et les boissons que nous consommons. Certaines de ces consommations peuvent être évitées pour maintenir des dents blanches.

Il est important de noter que certains des aliments les plus consommés peuvent affecter la couleur de nos dents. Le café, le thé, le ketchup, le vin rouge et même le vin blanc, les jus de fruits et les sodas colorés peuvent tous contribuer au jaunissement des dents. Il est également important d'éviter les sauces telles que la sauce tomate et la sauce soja qui peuvent également affecter la couleur de nos dents. Cependant, si vous avez du mal à vous en passer, il est conseillé de vous brosser les dents immédiatement après avoir consommé ces aliments.

D'autres aliments à éviter sont les aliments à base de vinaigre balsamique, tels que les cornichons, qui ont un effet corrosif sur les dents et les gencives. Les aliments qui contiennent naturellement des couleurs vives et qui peuvent tacher les dents, tels que les viandes rouges, les sauces rouges comme la bolognaise, le chocolat, la betterave et d'autres aliments particulièrement colorés comme les arômes de fromage en poudre, doivent également être limités.

Si vous souhaitez être complètement tranquille, il est également conseillé d'éviter les agrumes, les glaces, les caramels, le réglisse et certaines épices telles que le safran ou le curry. En évitant ces aliments et boissons, vous pouvez aider à maintenir la blancheur de vos dents et à prévenir le jaunissement.

B. Tabac et consommation de café

Le tabagisme est l'un des plus grands ennemis des dents blanches et de la santé bucco-dentaire en général.

En plus de causer une mauvaise haleine, une perte d'élasticité des muqueuses et un risque de déchaussement des dents, le tabac peut également entraîner un jaunissement rapide et permanent des dents. Les produits toxiques et le goudron contenus dans les cigarettes sont responsables de cette coloration jaunâtre et des tâches qui peuvent apparaître sur les dents. Cela s'applique également aux jeunes fumeurs qui ont généralement des dents blanches mais qui finissent par les jaunir à cause de leur tabagisme.

Cependant, lorsqu'un fumeur arrête de fumer, la progression des tâches jaunes sur les dents s'arrête et commence à s'estomper au bout de quelques semaines. Bien que le temps nécessaire pour retrouver des dents blanches dépende de nombreux facteurs, tels que la durée de la consommation de tabac, l'intensité de l'aspiration et la position de la cigarette, aller voir un dentiste peut aider à retrouver rapidement des dents plus blanches et en meilleure santé.

Il est important de souligner que la consommation de tabac peut causer de nombreux autres problèmes de santé graves, tels que les maladies cardiovasculaires, les cancers et les maladies respiratoires. Par conséquent, pour avoir des dents blanches et une bonne santé bucco-dentaire, il est fortement recommandé d'arrêter de fumer et d'adopter une hygiène bucco-dentaire rigoureuse.

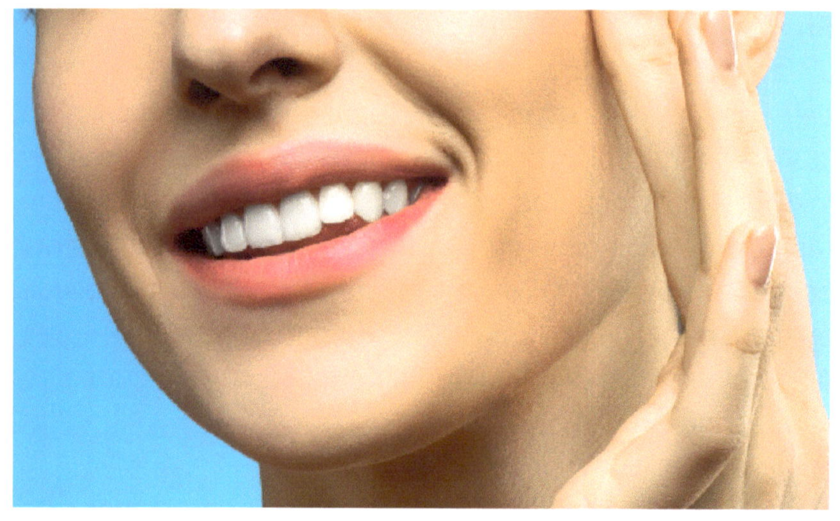

C. Maladies et médicaments

Les maladies et les médicaments peuvent avoir un impact négatif sur la couleur des dents. Les maladies qui affectent les dents ou les gencives, telles que la gingivite ou la parodontite, peuvent causer des tâches sur les dents. Les médicaments, tels que les antibiotiques tétracyclines, peuvent également entraîner un jaunissement des dents. Il est donc important de comprendre les effets de ces facteurs sur la santé dentaire.

Les maladies parodontales, telles que la gingivite et la parodontite, sont causées par une accumulation de plaque dentaire. Cela peut provoquer des saignements des gencives, des douleurs dentaires et des tâches sur les dents. Selon une étude publiée dans le Journal of Clinical Periodontology, ces maladies peuvent causer une décoloration irréversible des dents en entraînant une perte osseuse et une altération de la surface dentaire.

Les médicaments peuvent également avoir un impact sur la couleur des dents. Les tétracyclines, un type d'antibiotique couramment utilisé pour traiter diverses maladies, peuvent causer une tâche grise sur les dents des enfants en développement. Selon une étude publiée dans le Journal of the American Dental Association, ces tâches peuvent être permanentes et peuvent ne pas être corrigées par des traitements de blanchiment dentaire conventionnels.

Il est donc important de consulter un dentiste régulièrement pour surveiller l'état de la santé dentaire et pour discuter des options de traitement pour les maladies ou les médicaments qui peuvent affecter la couleur des dents. Les pratiques de brossage régulier et de soins dentaires appropriés peuvent également aider à prévenir les maladies et les tâches dentaires.

En résumé, les maladies parodontales et les médicaments peuvent affecter la couleur des dents. Il est important de surveiller votre hygiène buccale en adoptant des habitudes de soins appropriées et en consultant un dentiste régulièrement.

Astuces naturelles pour blanchir les dents

A. Brossage régulier avec du bicarbonate de soude et du charbon actif

Le bicarbonate de soude est un produit très prisé pour ses nombreuses propriétés bénéfiques pour la santé dentaire.

Il peut être utilisé comme un nettoyant oral puissant, grâce à sa capacité à dissoudre les résidus alimentaires et à réduire la formation de tartre, ce qui contribue à maintenir une bouche saine. En outre, il peut aider à prévenir les infections bucco-dentaires et les problèmes de mauvaise haleine en raison de ses propriétés antiseptiques et désodorisantes.

En plus de ses avantages pour la santé buccale, le bicarbonate de soude est également un excellent allié pour avoir des dents plus blanches. Sa formule abrasive peut aider à lisser la surface des dents et à effacer les tâches jaunes causées par l'alimentation ou le tabac. En raison de sa capacité à blanchir les dents, le bicarbonate de soude est souvent inclus dans les produits de blanchiment dentaire vendus sur le marché.

Il existe plusieurs méthodes pour utiliser le bicarbonate de soude sur les dents. Vous pouvez l'ajouter à votre dentifrice pour un nettoyage en profondeur, ou vous pouvez vous brosser les dents avec une pâte de bicarbonate de soude mélangé à de l'eau pour un soin blancheur express. Il est important de se rappeler que le bicarbonate de soude est un produit abrasif et qu'il ne doit pas être utilisé plus d'une à deux fois par semaine, car il peut endommager l'émail des dents et les rendre plus sensibles. Si vous avez des dents et des gencives sensibles, il est préférable d'éviter de vous brosser les dents avec du bicarbonate de soude.

Cependant, vous pouvez également utiliser de la poudre de charbon actif. L'utilisation de poudre de charbon actif pour blanchir les dents est de plus en plus populaire, et pour de bonnes raisons. Les propriétés purifiantes et nettoyantes du charbon actif en font un ingrédient idéal pour l'hygiène dentaire, ainsi que pour les soins de la peau et les masques. La poudre de charbon actif peut capturer les substances nocives et les tâches de couleur, telles que celles causées par le café, le thé, le vin ou la cigarette, et laisser une haleine fraîche et une bouche saine.

Cependant, il est important de noter que le charbon actif ne peut pas être considéré comme un blanchisseur magique. Si les dents sont jaunes pour une autre raison que la coloration superficielle de l'émail, le charbon actif ne sera pas efficace et il sera nécessaire de consulter un professionnel. De plus, le charbon actif ne peut pas blanchir une dent dévitalisée ou une résine posée par un dentiste.

Malgré ces limites, le brossage des dents avec du charbon actif est efficace pour blanchir les dents saines et faire disparaître les tâches de couleur. Cependant, comme pour tout bon produit, il est important de l'utiliser avec modération. Certains dentistes peuvent critiquer l'utilisation de charbon actif pour se brosser les dents, il est donc conseillé de consulter un professionnel avant de l'utiliser.

En fin de compte, la poudre de charbon actif est une alternative appréciée aux produits blanchissants à base d'eau oxygénée (peroxydes), souvent considérés comme trop agressifs.

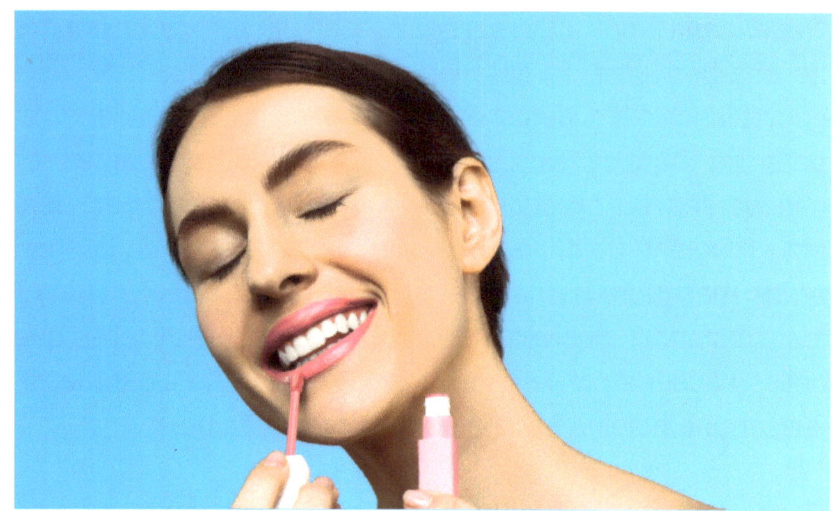

B. Utilisation de peroxyde d'hydrogène et de jus de citron

Le peroxyde d'hydrogène est un agent de blanchiment naturel populaire pour obtenir des dents plus blanches. Cette substance est utilisée depuis longtemps pour tuer les bactéries et désinfecter les plaies. Bien que les effets du rinçage ou du brossage avec du peroxyde d'hydrogène pur n'aient pas été étudiés, il existe des preuves de l'efficacité de certains dentifrices commerciaux contenant du peroxyde d'hydrogène et du bicarbonate de soude.

Une étude, par exemple, a révélé que l'utilisation d'un dentifrice contenant 1% de peroxyde d'hydrogène et du bicarbonate de soude peut conduire à des dents plus blanches. Cependant, il est important de prendre en compte les préoccupations quant à la sécurité du peroxyde d'hydrogène. Des concentrations fortes ou une utilisation excessive peuvent entraîner une irritation des gencives et une sensibilité dentaire.

L'utilisation du peroxyde d'hydrogène peut se faire comme rince-bouche avant de brosser les dents, en diluant une solution à 3% de peroxyde d'hydrogène avec de l'eau. Une autre façon d'utiliser le peroxyde d'hydrogène est de le mélanger avec du bicarbonate de soude pour faire un dentifrice maison. Toutefois, il est important de ne pas utiliser ce mélange plusieurs fois par semaine, car une sur-utilisation peut éroder l'émail des dents.

En ce qui concerne le citron, il est souvent présenté comme un remède naturel pour avoir les dents plus blanches. Le citron contient de l'acide citrique, qui a des propriétés de blanchiment naturelles. Cependant, il est important de noter que l'utilisation du citron pour blanchir les dents peut présenter certains risques.

L'acide citrique dans le citron peut en effet éroder l'émail des dents, la couche protectrice qui recouvre les dents. Lorsque l'émail est érodé, cela peut entraîner une sensibilité dentaire, des caries et des problèmes dentaires plus graves.

Si vous décidez d'utiliser du citron pour blanchir vos dents, il est important de le faire avec précaution. Il est recommandé de diluer le jus de citron avec de l'eau, et de l'appliquer sur les dents avec un coton-tige. Vous pouvez également mélanger du jus de citron avec du bicarbonate de soude pour faire une pâte à dents maison.

Cependant, il est important de ne pas utiliser ce mélange trop souvent. Il est recommandé de limiter l'utilisation de cette méthode à une fois par semaine.

C. Mâcher de la gomme à la xylitol

De nombreuses compagnies de gomme à mâcher utilisent le xylitol, un substitut de sucre extrait des petits fruits sauvages. Cet édulcorant contribue, selon des recherches, à réduire la quantité de bactéries nocives dans la bouche. Il agit dans l'équilibre chimique de la bouche, et contribue ainsi à prévenir les caries. En effet, le xylitol neutralise les acides, ce qui permet de protéger l'émail des dents. De plus, le xylitol stimule la production salivaire, ce qui permet de retirer la plaque et les particules d'aliments de la surface des dents.

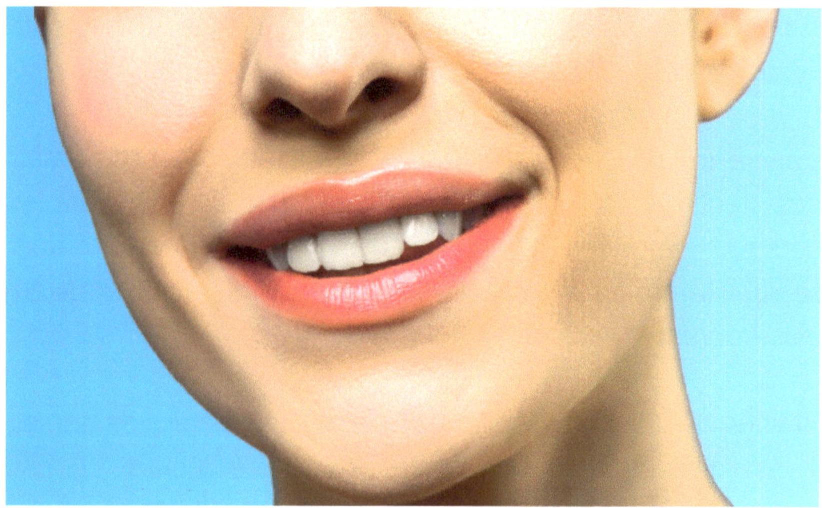

Mâcher de la gomme de xylitol peut être bénéfique pour avoir des dents blanches et saines. Les produits à base de xylitol sont disponibles sous forme de gommes à mâcher, de bonbons et même de dentifrices. Cette alternative au sucre, qui a un goût similaire, a été approuvée par l'American Dental Association (ADA) comme un moyen de prévenir les caries dentaires.

Les avantages de la gomme de xylitol sont nombreux : elle stimule la production de salive, réduit la plaque dentaire et prévient la carie dentaire.

Des études ont montré que la mastication de la gomme de xylitol pendant au moins 5 minutes après chaque repas peut aider à prévenir la formation de caries. Le xylitol est un édulcorant non fermentescible, ce qui signifie qu'il n'est pas converti en acide dans la bouche par les bactéries, contrairement au sucre. Le xylitol a en effet la propriété de neutraliser les acides qui attaquent l'émail des dents et provoquent la formation de caries. De plus, la gomme de xylitol stimule la production de salive, qui joue un rôle essentiel dans l'élimination des bactéries et des débris alimentaires de la bouche. La production accrue de salive permet également de renforcer l'émail des dents, ce qui peut aider à les maintenir blanches et saines.

Enfin, la gomme de xylitol peut contribuer à prévenir la maladie parodontale, une affection qui affecte les tissus qui entourent et soutiennent les dents. La maladie parodontale est causée par une accumulation de plaque dentaire, qui peut entraîner une inflammation et une infection des gencives. Des études ont montré que la mastication de la gomme de xylitol pendant plusieurs minutes après chaque repas peut aider à prévenir l'accumulation de plaque dentaire et à réduire l'inflammation des gencives.

D. Consommer des aliments blanchissants

La consommation d'aliments naturels est un excellent moyen d'avoir des dents blanches. En effet, certains aliments possèdent des propriétés qui aident à protéger l'émail des dents et à éliminer les tâches, tout en fournissant des nutriments essentiels pour la santé bucco-dentaire.

Les agrumes, tels que l'orange, le citron et le pamplemousse, sont riches en vitamine C et peuvent être acides. Pourtant, ils peuvent aider à protéger l'émail des dents. En augmentant le flux salivaire, ces fruits peuvent aider à éliminer les bactéries produisant de l'acide qui endommagent l'émail. En outre, leur teneur en eau est élevée, ce qui aide à hydrater la bouche et à empêcher la formation de tâches sur les dents.

Les produits laitiers, tels que le fromage, le yaourt et le lait, contiennent de l'acide lactique et du calcium, qui sont bénéfiques pour les dents. L'acide lactique aide à éliminer les tâches sur les dents, tandis que le calcium contribue à fortifier l'émail dentaire. De plus, les produits laitiers sont riches en protéines, qui sont importantes pour la construction de tissus sains, comme les gencives.

Les pommes et les carottes crues sont également utiles pour garder les dents blanches. En effet, la mastication prolongée nécessaire pour les manger permet de nettoyer la bouche et d'éliminer les particules sur les dents.

Les fraises sont un autre aliment naturel qui peut aider à éliminer les tâches sur l'émail des dents. En effet, elles contiennent des enzymes maliques qui peuvent aider à éliminer les tâches sur l'émail. De plus, leur teneur en fibres aide à nettoyer les dents et à éliminer les bactéries.

Les noix sont riches en fibres, en protéines et en calcium, et leur texture croquante en fait un excellent choix pour éliminer la plaque dentaire et les tâches sur l'émail des dents. De plus, leur teneur en calcium contribue à renforcer les dents.

Enfin, l'huile de noix de coco peut aider à garder les dents blanches. Elle contient un acide laurique qui aide à garder la blancheur des dents et possède des propriétés antibactériennes et antimicrobiennes qui luttent contre la formation de plaque et les infections.

En consommant ces aliments naturels, non seulement vous pourrez garder des dents blanches et saines, mais vous pourrez également fournir à votre corps les nutriments dont il a besoin pour rester en bonne santé. Il est important de noter que la consommation régulière de ces aliments naturels ne doit pas remplacer une bonne hygiène bucco-dentaire, mais plutôt la compléter.

E. Utilisation de sels de bain et de huiles essentielles

L'utilisation de sels de bain et d'huiles essentielles est une méthode naturelle et relaxante pour blanchir les dents.

Les sels de bain sont riches en minéraux et en oligo-éléments tels que le calcium, le magnésium et le potassium, qui aident à éliminer les tâches de surface et à renforcer l'émail dentaire. Les huiles essentielles, quant à elles, ont des propriétés antibactériennes et antiseptiques qui aident à lutter contre les bactéries responsables de la plaque dentaire et des caries.

Pour utiliser les sels de bain, il suffit de mélanger une cuillère à soupe de sel de mer avec une petite quantité d'eau tiède pour former une pâte. Cette pâte peut être appliquée sur les dents avec un doigt ou une brosse à dents douce. Il est recommandé de laisser la pâte agir pendant environ 5 minutes, puis de se rincer la bouche à l'eau tiède. Cette méthode peut être répétée plusieurs fois par semaine pour des résultats optimaux.

Il est important de noter que l'utilisation de sels de bain ne doit pas remplacer un brossage régulier des dents. Les sels de bain peuvent être utilisés en complément d'une routine de soins dentaires régulière, qui comprend un brossage quotidien, l'utilisation de fil dentaire et des visites régulières chez le dentiste.

Les huiles essentielles peuvent également être utilisées pour blanchir les dents naturellement. Les huiles essentielles telles que l'huile de menthe poivrée, l'huile de tea tree et l'huile de clou de girofle ont des propriétés antiseptiques et antibactériennes qui aident à éliminer les bactéries responsables de la plaque dentaire et des caries. En plus de cela, elles laissent une haleine fraîche et mentholée.

Pour utiliser les huiles essentielles, il suffit de mettre quelques gouttes d'huile dans de l'eau tiède et de faire un bain de bouche pendant environ une minute. Cette méthode peut être répétée plusieurs fois par semaine pour des résultats optimaux.

Il est important de noter que les huiles essentielles doivent être utilisées avec précaution et diluées avant l'utilisation. Certaines huiles essentielles peuvent être irritantes pour la peau et les muqueuses, il est donc important de lire les instructions avant utilisation et de consulter un professionnel de la santé en cas de doute.

Conseils pour entretenir des dents blanches

A. Alimentation équilibrée

Une alimentation équilibrée est l'un des facteurs les plus importants pour maintenir des dents saines et blanches. Les aliments que nous mangeons ont un impact direct sur notre santé dentaire et peuvent contribuer à la formation de tâches et de caries. Pour maintenir des dents blanches et saines, il est important de suivre une alimentation équilibrée qui comprend une variété d'aliments sains et nutritifs.

Les aliments riches en calcium, tels que les produits laitiers, les légumes verts feuillus et les noix, sont particulièrement importants pour maintenir des dents saines. Le calcium est un minéral essentiel pour la formation de l'émail dentaire et peut aider à renforcer les dents et à prévenir la carie dentaire.

Les produits laitiers tels que le lait, le fromage et le yaourt sont également riches en vitamine D, qui est essentielle pour l'absorption du calcium dans le corps.

Les fruits et légumes frais sont également importants pour une alimentation équilibrée et pour maintenir des dents blanches et saines. Les fruits et légumes riches en vitamine C, tels que les oranges, les fraises et les kiwis, peuvent aider à prévenir l'inflammation des gencives et à renforcer les tissus conjonctifs qui maintiennent les dents en place. Les légumes croquants tels que les carottes, les concombres et les céleris peuvent aider à nettoyer les dents en éliminant les tâches de surface et en stimulant la production de salive, ce qui aide à neutraliser les acides qui causent la carie dentaire.

En revanche, certains aliments peuvent tacher les dents et contribuer à la formation de caries. Les boissons gazeuses, les jus de fruits et les boissons sucrées sont particulièrement dommageables pour les dents, car ils contiennent beaucoup de sucre et d'acides qui peuvent endommager l'émail dentaire et causer des caries. Les aliments riches en amidon, tels que les pommes de terre, le pain blanc et les pâtes, peuvent également contribuer à la formation de caries, car l'amidon se transforme en sucre dans la bouche.

Il est important de noter que la fréquence de consommation de ces aliments est tout aussi importante que leur teneur en sucre.

Les grignotages fréquents peuvent causer des dommages permanents aux dents, car ils ne laissent pas suffisamment de temps à la salive pour neutraliser les acides qui causent la carie dentaire. Il est donc recommandé de limiter la consommation d'aliments sucrés et riches en amidon, et de les consommer avec les repas plutôt qu'en collations.

En plus de suivre une alimentation équilibrée, il est également important de boire beaucoup d'eau pour maintenir des dents blanches et saines. L'eau aide à éliminer les résidus alimentaires et à neutraliser les acides qui causent la carie dentaire. Le thé vert est également bénéfique pour la santé dentaire, car il contient des composés qui peuvent aider à prévenir la formation de plaque dentaire et à réduire l'inflammation des gencives.

B. Brossage et soins réguliers

La clé pour entretenir des dents blanches et saines est de maintenir une routine de brossage et de soins réguliers. Le brossage des dents est essentiel pour éliminer la plaque dentaire et les bactéries de la bouche. Voici quelques conseils pour brosser et prendre soin de vos dents de manière efficace.

Pour un brossage efficace, il est recommandé de se brosser les dents au moins deux fois par jour, pendant deux minutes à chaque fois. Utilisez une brosse à dents à poils souples pour éviter de rayer l'émail dentaire et de provoquer des sensibilités dentaires.

Brossez-vous les dents en effectuant des mouvements circulaires doux, en portant une attention particulière aux zones difficiles d'accès telles que les molaires et les dents du fond. N'oubliez pas de brosser également votre langue pour éliminer les bactéries qui peuvent causer la mauvaise haleine.

Le choix du dentifrice est également important pour maintenir des dents saines. Utilisez un dentifrice contenant du fluor pour renforcer l'émail dentaire et prévenir les caries. Les dentifrices blanchissants peuvent également être utilisés pour éliminer les tâches de surface et rendre les dents plus blanches. Il est important de vérifier que le dentifrice ne contient pas de particules abrasives qui peuvent endommager l'émail dentaire.

En plus du brossage, l'utilisation de bain de bouche peut aider à rafraîchir l'haleine et tuer les bactéries dans la bouche. Les bains de bouche contenant du fluor peuvent également aider à renforcer l'émail dentaire. Il est important de lire attentivement les instructions et de ne pas avaler le bain de bouche. Boire suffisamment d'eau est également important pour maintenir une bouche saine et hydratée.

C. Visites chez le dentiste

La visite régulière chez le dentiste est un élément crucial pour maintenir des dents blanches et une bonne santé bucco-dentaire. En effet, il est important de prendre rendez-vous chez un dentiste tous les six mois pour prévenir les problèmes dentaires avant qu'ils ne deviennent graves.

Lors d'une visite chez le dentiste, un nettoyage professionnel est effectué pour enlever la plaque et le tartre qui se sont accumulés sur les dents. Cette plaque est constituée de bactéries qui peuvent causer des caries, des maladies des gencives et des infections. En éliminant la plaque, le dentiste prévient la formation de tâches et de jaunissement sur les dents, ce qui permet de conserver leur blancheur.

Le nettoyage professionnel chez le dentiste comprend également un examen de la bouche, des dents et des gencives pour détecter toute anomalie ou toute condition dentaire qui pourrait nécessiter un traitement. Les problèmes de dents tels que les caries et les maladies des gencives sont plus faciles à traiter lorsqu'ils sont détectés tôt. En agissant rapidement, le dentiste peut prévenir l'aggravation des problèmes dentaires et réduire les risques de tâches et de jaunissement des dents.

En plus de l'examen et du nettoyage des dents, le dentiste peut également fournir des conseils de soins bucco-dentaires pour vous aider à maintenir des dents blanches et une bouche saine à la maison. Les conseils peuvent inclure des informations sur le brossage des dents, l'utilisation de la soie dentaire, le choix de la bonne brosse à dents et de la bonne pâte dentifrice, ainsi que sur l'importance de maintenir une alimentation saine pour des dents en bonne santé.

La visite régulière chez le dentiste est essentielle pour maintenir des dents blanches et une bonne santé dentaire.

Les nettoyages professionnels, les examens dentaires réguliers et les traitements de blanchiment professionnels peuvent aider à prévenir les tâches et le jaunissement des dents, tandis que les conseils de soins bucco-dentaires peuvent aider à maintenir les dents blanches et une bouche saine à la maison. En combinant les astuces naturelles pour blanchir les dents avec les soins professionnels réguliers, il est possible de maintenir des dents blanches et saines tout au long de la vie.

Conclusion

A. Résumé des astuces proposées

Dans ce livre, nous avons exploré plusieurs astuces naturelles pour blanchir les dents sans avoir recours à des traitements coûteux ou invasifs.

Voici un résumé des astuces proposées pour vous aider à retrouver des dents plus blanches et plus saines de manière naturelle.

Tout d'abord, nous avons souligné l'importance de comprendre les causes du jaunissement des dents. Les aliments et les boissons colorés, le tabac, le café, les maladies et les médicaments sont autant de facteurs qui peuvent contribuer à la décoloration des dents.

En évitant ou en limitant ces éléments, vous pouvez prévenir ou ralentir la progression du jaunissement.

Ensuite, nous avons abordé plusieurs astuces naturelles pour blanchir les dents. L'utilisation régulière de bicarbonate de soude et de pâte de charbon peut aider à éliminer les tâches de surface et à réduire le jaunissement. De même, l'utilisation de jus de citron et de peroxyde d'hydrogène peut aider à blanchir les dents, mais il est important de les utiliser avec modération pour éviter d'endommager l'émail dentaire. Mâcher de la gomme à la xylitol peut également aider à stimuler la production de salive, ce qui peut contribuer à éliminer les tâches et à prévenir le jaunissement.

En plus de ces astuces, nous avons également souligné l'importance de consommer des aliments naturellement blanchissants, tels que les fraises, les pommes, et le céleri. Enfin, nous avons abordé l'utilisation de sels de bain et d'huiles essentielles pour éliminer les tâches de surface et rafraîchir l'haleine. Enfin, nous avons fourni des conseils pour entretenir des dents blanches. Une alimentation équilibrée et une bonne hygiène dentaire sont essentielles pour prévenir le jaunissement et maintenir des dents saines et blanches. Nous avons également souligné l'importance des visites régulières chez le dentiste pour prévenir les problèmes dentaires et traiter les tâches tenaces.

Il existe de nombreuses astuces naturelles pour blanchir les dents et prévenir le jaunissement. En utilisant régulièrement ces astuces et en adoptant une bonne hygiène dentaire, vous pouvez non seulement obtenir des dents plus blanches, mais aussi prévenir les problèmes dentaires et améliorer votre santé bucco-dentaire globale.

B. Importance de la prévention pour une bonne santé dentaire

La santé dentaire est un élément crucial de notre bien-être général. Cependant, la plupart d'entre nous ne prennent pas suffisamment soin de nos dents et nous ne nous rendons compte de leur importance que lorsque nous commençons à avoir des problèmes. Pourtant, la prévention est l'un des moyens les plus efficaces de garantir une bonne santé dentaire.

La prévention des problèmes dentaires commence par une bonne hygiène bucco-dentaire. Cela implique de se brosser les dents au moins deux fois par jour avec une brosse à dents de qualité et du dentifrice. De plus, il est important de changer de brosse à dents tous les 3 mois pour garantir une bonne hygiène. Les soies de la brosse à dents sont sujettes à l'usure avec le temps, et cela peut réduire l'efficacité de la brosse à dents pour éliminer les résidus alimentaires et la plaque dentaire.

Le fil dentaire est également un élément essentiel de la prévention dentaire. Il permet d'éliminer les résidus alimentaires et la plaque dentaire que la brosse à dents ne peut pas atteindre. Il est recommandé de se passer du fil dentaire une fois par jour, de préférence avant le coucher.

Outre une bonne hygiène bucco-dentaire, la prévention dentaire implique également une alimentation saine. Les aliments sucrés et acides, tels que les bonbons, les sodas et les aliments transformés, sont particulièrement nocifs pour les dents.

Les visites régulières chez le dentiste sont également essentielles pour prévenir les problèmes dentaires. Les dentistes peuvent détecter les problèmes dentaires avant qu'ils ne deviennent graves, et effectuer des traitements tels que le nettoyage des dents, le traitement de la carie et le dépistage précoce de maladies dentaires plus graves.

Enfin, la prévention dentaire est essentielle pour réduire les coûts liés aux soins dentaires. Les traitements dentaires sont souvent coûteux, en particulier lorsque les problèmes sont graves et nécessitent des soins d'urgence. En prenant soin de vos dents et en prévenant les problèmes, vous pouvez éviter des coûts de traitement élevés et des douleurs inutiles.

En conclusion, la prévention est la clé d'une bonne santé dentaire. Une bonne hygiène bucco-dentaire, une alimentation saine, des visites régulières chez le dentiste et la prévention des problèmes dentaires sont des éléments essentiels pour garantir une bonne santé dentaire. Les avantages de la prévention dentaire sont nombreux, notamment une réduction des coûts liés aux soins dentaires, une diminution des douleurs dentaires et une meilleure qualité de vie en général. En adoptant une routine de prévention dentaire dès maintenant, vous pouvez vous assurer des dents saines et fortes pour les années à venir.

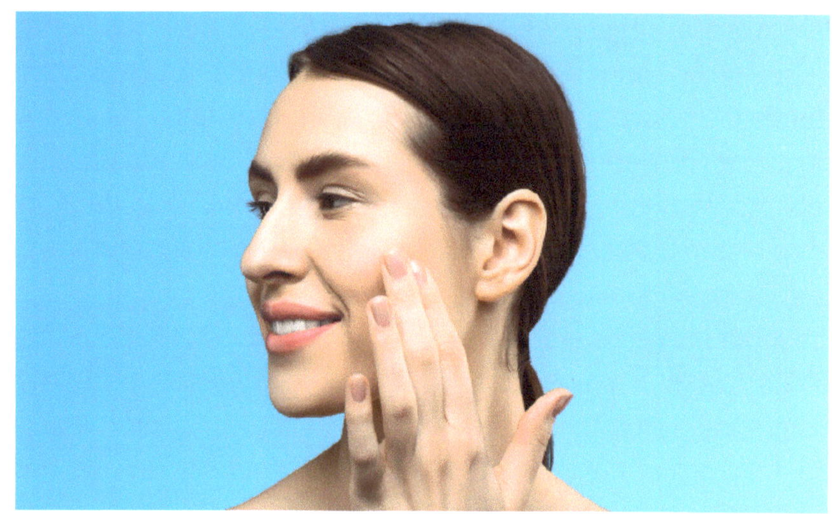

C. Motivation à adopter des astuces naturelles pour des dents plus blanches.

La beauté d'un sourire réside souvent dans la blancheur des dents. Des dents blanches et saines sont un signe de bonne santé dentaire, mais elles peuvent aussi améliorer la confiance en soi, l'apparence et la qualité de vie en général. C'est pour cette raison que des astuces naturelles pour des dents plus blanches peuvent être utiles et motivantes pour de nombreuses personnes.

Premièrement, en optant pour des astuces naturelles, vous évitez l'utilisation de produits chimiques nocifs. De nombreux produits blanchissants vendus dans le commerce contiennent des agents de blanchiment qui peuvent provoquer une sensibilité dentaire, des irritations des gencives et des douleurs. Les astuces naturelles sont souvent plus douces pour les dents et les gencives, tout en étant efficaces pour éliminer les tâches et la décoloration.

Enfin, l'utilisation d'astuces naturelles pour des dents plus blanches peut être une occasion de prendre soin de soi et de sa santé en général. Les astuces naturelles sont souvent associées à des changements de style de vie positifs, comme une alimentation équilibrée, une hygiène dentaire régulière et une meilleure gestion du stress. En adoptant ces changements, vous pouvez améliorer votre santé dentaire et globale.

Bonus

Le choix d'un dentifrice blanchissant peut être crucial pour l'éclat de vos dents. Les dentifrices contenant des ingrédients naturels comme le bicarbonate de soude, le charbon actif, l'argile blanche ou encore le peroxyde d'hydrogène peuvent aider à éliminer les tâches de surface et à rendre vos dents plus blanches.

Pour le brossage des dents, il est important d'utiliser une brosse à dents à poils souples afin d'éviter d'endommager l'émail dentaire. Il est recommandé de se brosser les dents deux fois par jour pendant deux minutes pour une bonne hygiène dentaire.

Le fil dentaire est également important pour prévenir les tâches et les résidus alimentaires entre les dents et autour des gencives. Il est recommandé de passer le fil dentaire au moins une fois par jour pour une bonne hygiène dentaire.

Boire des boissons colorées, comme le café, le thé, le vin rouge ou les sodas, à la paille peut aider à prévenir les tâches sur les dents. La paille permet de minimiser le contact direct des liquides avec les dents.

Enfin, une alimentation équilibrée riche en fruits et légumes frais et en produits laitiers peut aider à maintenir des dents saines et blanches. Les aliments riches en calcium et en vitamine D, tels que le lait, le fromage et le yaourt, peuvent aider à renforcer l'émail dentaire et à prévenir les caries. Les fruits et légumes riches en fibres peuvent également aider à éliminer les tâches et les résidus alimentaires des dents.

En suivant ces astuces simples, vous pouvez avoir des dents plus blanches de manière naturelle et efficace tout en améliorant votre hygiène bucco-dentaire globale.